NUTRICIÓN PARA PRINCIPIANTES

GUIA BÁSICA DE LA NUTRICIÓN

David Santamaria Pérez

ÍNDICE

ALIMENTACIÓN Y NUTRICIÓN 3
LECHE Y DERIVADOS 28
CARNES 37
PESCADOS Y MARISCOS 44
LOS HUEVOS 52
LAS LEGUMBRES 59
LAS PATATAS 64
FRUTOS SECOS 67
VERDURAS Y HORTALIZAS 69
FRUTAS 74
LOS CEREALES 81
GRASAS Y ACEITES 88
ALIMENTACIÓN SALUDABLE 94
LA COMPRA DE LOS ALIMENTOS 103
ETIQUETADO DE LOS ALIMENTOS 107
LA MANIPULACIÓN DE LOS ALIMENTOS EN EL HOGAR 115
CONSERVACIÓN DE LOS ALIMENTOS POR EL FRÍO 121
ADITIVOS 129
ALIMENTOS «LIGHT» 136
CONCLUSIÓN 139

ALIMENTACIÓN Y NUTRICIÓN

Comer, beber, dormir, respirar, socializar, son actividades necesarias para la vida. En general estos actos nos hacen más agradable la existencia. De las acciones cotidianas anteriores, me centraré en aquellas que estén más directamente relacionadas con la alimentación y nutrición, pero ¿qué diferencia encontramos entre estos dos últimos conceptos?

Pues la ALIMENTACIÓN se trata de un proceso voluntario mediante el cual tomamos del mundo exterior una serie de sustancias que, contenidas en los alimentos, son necesarias para la nutrición de un ser vivo.

Sin embargo, la NUTRICIÓN se trata de un conjunto de procesos involuntarios en los cuales nuestro organismo utiliza, transforma e incorpora a sus propios tejidos un cierto número de sustancias, que han de cumplir tres objetivos básicos:

- Cubrir la ingesta gastada
- Aportar materiales para el crecimiento, reparación y reposición de tejidos

- Regular las reacciones bioquímicas (metabólicas) que se producen en el organismo.

A modo de ejemplo: si nuestro organismo fuese un coche, necesitaríamos combustible para que funcionase (nutrientes energéticos), piezas de recambio y accesorios para reparar aquellas que se puedan estropear (nutrientes plásticos), y lubricantes o aceites para que las piezas del motor funcionen de manera óptima (nutrientes reguladores).

Por lo tanto, no son lo mismo alimento y nutriente. Los alimentos posibles son muchos y se puede prescindir de cualquiera de ellos, mientras que los nutrientes son unos cuantos, y no podemos prescindir de ninguno de ellos, son todos necesarios. En condiciones habituales, los nutrientes entran en nuestro cuerpo formando parte de los alimentos; pero con los alimentos también se incorporan sustancias no nutritivas como algunos aditivos, tóxicos, etc.

Como estaba comentando anteriormente existen una serie de diferencias entre la alimentación y la nutrición.

- **Proceso voluntario/involuntario:** La alimentación es un hecho que está influido por la decisión personal; puede gustarnos o no un alimento, o bien puede apetecernos o no en un momento determinado. La nutrición no es voluntaria, ya que una vez ingerido el alimento no podemos decidir si utilizamos o no un nutriente determinado.

- **Proceso consciente/inconsciente:** Cuando nos alimentamos, nos damos cuenta en todo momento de la acción: nos llevamos el trozo de pan a la boca, retiramos un hueso de una fruta, etc. El proceso de la nutrición (absorción de nutriente y su utilización) pasa totalmente desapercibido.

- **Proceso variable/limitado:** Existe una variedad de alimentos tan grande, que el consumo o no de alguno no impide una correcta alimentación. A pesar de todos los alimentos disponibles, los nutrientes necesarios siempre son los mismos, no pudiendo prescindir de ninguno de ellos.

- **Proceso educable:** Se puede conseguir que los individuos conozcan los principios de una alimentación adecuada, aclaren sus dudas o errores y puedan cambiar, si lo desean, sus hábitos y costumbres alimentarias. Este proceso se denomina educación nutricional.

ALIMENTACIÓN	NUTRICIÓN
Proceso VOLUNTARIO	Proceso INVOLUNTARIO
Proceso CONSCIENTE	Proceso INCONSCIENTE
Proceso VARIABLE	Proceso LIMITADO
Proceso EDUCABLE	

COMPONENTES DE LOS ALIMENTOS

Los componentes de los alimentos pueden ser:

- Macronutrientes: son aquellos que nos aportan energía.

  -Hidratos de carbono
  -Proteínas

-Grasas

- Micronutrientes: no aportan energía, pero son imprescindibles para el correcto funcionamiento del organismo.

  -Vitaminas
  -Minerales
  -Oligoelementos

Habitualmente, la energía de los alimentos se ha medido por calorías. Una caloría se define como la cantidad de calor necesaria para aumentar un grado centígrado la temperatura de un gramo de agua que está a 15,5 °C.

Sin embargo, en el Sistema Internacional de Medidas, la unidad de energía es el julio. Una cal o kcal equivale a 4,18 julios, por lo que para pasar de calorías a julios hay que multiplicar por 4,18.

ACCIÓN Y FUENTES ALIMENTARIAS DE LOS NUTRIENTES

Hidratos de carbono

Se caracterizan por su sabor más o menos dulce. Los más sencillos se denominan monosacáridos (**glucosa, fructosa, galactosa**...); la unión de estos monosacáridos da lugar a disacáridos como la **sacarosa** (azúcar de mesa) y finalmente, la unión de estos disacáridos da lugar a polisacáridos, estructurad mucho más complejas como pueden ser el **almidón** que podemos encontrar en la patata o el **glucógeno** que se almacena principalmente en el hígado.

Su importancia nutricional de debe a que son la fuente de energía más abundante y la primera que utiliza el cuerpo en condiciones normales.

Un gramo de hidrato de carbono proporciona alrededor de 4 kcal de energía.

Fuentes alimentarias importantes de hidratos de carbono son: los **cereales** (arroz, pasta, pan); **patatas y legumbres, frutas y verduras.** Los alimentos de origen animal no contienen hidratos de carbono, a excepción de los lácteos y derivados y algunos alimentos como la miel.

Grasas

Son sustancias que no se disuelven en agua. Están compuestas por ácidos grasos, algunos de los cuales son necesarios para la vida, por lo que se llaman **ácidos grasos esenciales**. Es la forma más concentrada que tiene le cuerpo humano de almacenar la energía, se almacena en unas células llamadas **adipocitos**. Un gramo de grasa libera al quemarse 9 calorías.

Además de constituir una fuente energética de reserva muy importante, también son la base estructural de muchas hormonas y son necesarias para el correcto funcionamiento de algunas vitaminas como veremos más adelante.

Cumplen en el cuerpo funciones muy importantes: son una enorme reserva de energía, constituyen la base estructural de muchas hormonas, aíslan y protegen órganos, etc.

El exceso de grasa en nuestro cuerpo se ha relacionado, muy estrechamente, con enfermedades frecuentes y temidas en nuestra sociedad, como son la obesidad y la arterioesclerosis (endurecimiento de las arterias). Abusar del consumo de grasas, en especial de las grasas saturadas, es decir, aquellas que encontramos en los alimentos ultraprocesados, significa exponer la salud a riesgos innecesarios.

En los análisis de sangre, el exceso de grasas se presenta como cifras altas de colesterol y de triglicéridos. Sin embargo, el colesterol se desglosa en lipoproteínas de baja densidad (LDL) y lipoproteínas de alta densidad (HDL). Cuando los niveles de HDL son altos, en absoluto es algo peligroso para nuestra salud. Mientras qué niveles altos de LDL, acompañados de niveles de triglicéridos elevados, nos indican una hipercolesterolemia o dislipemia.

Las grasas monoinsaturadas y poliinsaturadas se asocian con menor incidencia de enfermedad cardiovascular (ECV), sin embargo, las grasas trans y las grasas saturadas se asocian con mayor incidencia de ECV.

Fuentes alimentarias de grasas son:

* Animales: leche con toda su nata y sus derivados, vísceras animales, tocinos, mantecas y carnes grasas (cerdo, cordero, pato...) y pescados azules.

* Vegetales: aceites de oliva, maíz, girasol y de distintas semillas (pepitas de uva) …

Proteínas

Las proteínas son sustancias con una función principalmente estructural y reguladora. Ello las hace imprescindibles, tanto durante el crecimiento como posteriormente para mantener el buen funcionamiento del cuerpo. Constituyen el material fundamental del cual están formados nuestros tejidos.

Las proteínas están formadas, a su vez, por componentes más pequeños llamados aminoácidos. Más concretamente son el resultado de la combinación de 22 de estos aminoácidos, de los cuales hay 8 que se consideran esenciales, es decir, nuestro cuerpo es incapaz de producirlos a partir de otras sustancias, por lo que deben ser aportados mediante la alimentación.

La calidad de las proteínas viene dada por su contenido en aminoácidos esenciales. Cuando un alimento contiene, en cantidad suficiente, todos los aminoácidos esenciales, se dicen que sus proteínas son de alto valor biológico, como es el caso del huevo.

Un gramo de proteínas proporciona aproximadamente 4 calorías o 16,72 julios de energía.

La cantidad diaria mínima necesaria de proteínas en la alimentación humana que se recomienda es de 1 gramo por cada kilogramo de peso. Pero en la mayoría de los casos ese valor es insuficiente, sobre todo en personas físicamente activas o deportistas. Una recomendación estándar para una persona físicamente activa pero no deportista podría ser alrededor de **1.4-1.8** gramos por cada kilogramo de peso. En caso de deportistas de fuerza, la demanda de proteínas podría llegar a ser de **2.2-2.6** gramos por cada kilogramo de peso.

Fuentes alimentarias de proteínas: los alimentos de origen animal suelen contener proteínas de alto valor biológico; por ejemplo, contienen los diferentes aminoácidos los huevos, el pescado, la leche y la carne.

Son alimentos vegetales ricos en proteínas las legumbres, los frutos secos y los cereales; pero deben tomarse de forma combinada entre ellos, si queremos que su valor biológico sea del mismo nivel que el de las proteínas animales, ya que carecen de algunos aminoácidos. Combinaciones adecuadas son las lentejas con arroz, los garbanzos con patatas y el arroz con judías.

• VITAMINAS

Son compuestos orgánicos que se deben tomar con los alimentos, ya que no se pueden sintetizar en nuestro cuerpo. Se necesitan en pequeñas cantidades y son imprescindibles para el mantenimiento de la vida y el crecimiento del ser humano. Su ausencia o su abuso puede dar lugar a enfermedades.

En la actualidad se conocen 13 vitaminas que se nombran por las letras del abecedario. Cada vitamina tiene una función propia, por lo que no se pueden sustituir unas por otras. No presentan una función energética, por lo que no aportan kcal.

Las vitaminas se dividen en dos grupos:

Liposolubles: (vitaminas A, D, E y K). Son vitaminas que las tomamos en la alimentación asociadas a las grasas. El cuerpo las almacena en el hígado y el tejido graso, por lo que su aporte no es necesario que sea diario.

Hidrosolubles: (grupo de vitaminas B y la vitamina C). Son solubles en agua, por lo que estas vitaminas pueden perderse en los alimentos que se remojan, hierven o entran en contacto con abundante agua. El organismo no puede almacenarlas y excreta su exceso por la orina, esto hace que todos los días debamos preocuparnos de incluirlas en la dieta.

* **Vitamina A o Retinol**. Su función está relacionada con la protección de la piel, mucosas y visión. Se encuentra en las grasas animales, leche, hígado, etc., y en forma de carotenos (precursor de la vitamina A) en las frutas y verduras coloreadas: zanahoria, albaricoque, pimientos, melocotón...

* **Vitamina D o Calciferol.** Su función está relacionada con la calcificación de los huesos. La podemos encontrar en alimentos como la leche, pescados azules y margarinas enriquecidas; pero también la puede sintetizar nuestro organismo mediante los rayos solares.

* **Vitamina E o Tocoferol.** Su función es evitar la oxidación de sustancias que serían perjudiciales. Se encuentra en aceites de semillas de cereales, en el germen de trigo, aceites de maíz, soja y huevos.

* **Vitamina K.** Su función es ayudar a la coagulación de la sangre. Se encuentra en vegetales y pescados. No suele presentarse carencia de esta vitamina, ya que puede ser sintetizada por el intestino humano.

* **Vitamina C o Ácido ascórbico.** Su función es evitar la oxidación de algunas sustancias, interviene en la cicatrización de los tejidos y en la defensa del organismo. Es muy utilizada por la industria alimentaria como método conservante en los alimentos. Se encuentra en los vegetales frescos como,

pimiento rojo, perejil o brócoli y frutas, como fresas, uvas, naranjas, limones y kiwis.

* **Vitamina B_1 o Tiamina.** Su función está relacionada con el sistema nervioso. Se encuentra presente en las carnes, vísceras y en los cereales integrales.

* **Vitamina B_2 o Riboflavina.** Su función es que las células aprovechen bien las fuentes de energía. Se encuentra en la leche y sus derivados y en vísceras.

* **Vitamina B3 o Niacina.** Interviene en la oxidación de algunas sustancias. Presente en carnes y pescados, en harinas integrales y en leguminosas.

* **Vitamina B6 o Piridoxina.** Su función es mejorar la utilización de los aminoácidos e interviene en la formación de hormonas. Presente en alimentos de origen animal y en vegetales, como cacahuetes y plátanos.

* **Vitamina B9 o Ácido Fólico.** Su función está relacionada con la división de las células. Se encuentra

en las partes verdes de las hortalizas y en vísceras como hígados y riñones.

* **Vitamina B12 o Cobalamina.** Se encuentra principalmente en los vegetales. Su función está relacionada con el sistema nervioso el hígado, la yema del huevo y los pescados grasos. Es difícil encontrarla, su carencia puede dar lugar a ciertas anemias, problemas de memoria, confusión, desorientación, lengua inflamada, etc.

• MINERALES

Son elementos inorgánicos que el cuerpo necesita en pequeñas cantidades. Se consideran nutrientes reguladores y estructurales porque:

* Participan en la formación de los huesos y los dientes (calcio, fósforo, magnesio, flúor).

* Ayudan a transportar el oxígeno por la sangre (hierro).

* Son indispensables para el correcto funcionamiento de ciertas glándulas, como la tiroides, previniendo la formación de bocio (yodo).

Según su presencia en nuestro organismo, tenemos minerales mayoritarios: calcio, fósforo, sodio, potasio, magnesio y azufre; y minoritarios (oligoelementos): hierro, yodo, flúor, zinc, selenio, manganeso, cobre, molibdeno, cromo y cobalto.

De todos ellos, merecen especial atención el calcio, el hierro y el yodo, por lo que nos debe preocupar introducirlos en la dieta habitual. Las cantidades necesarias del resto de los minerales suelen encontrarse de forma suficiente en la alimentación variada.

→El calcio forma parte de nuestra estructura ósea, influye en la transmisión nerviosa y en la coagulación sanguínea. Son fuentes principales de calcio la leche y derivados. Pero es importante saber que para que se asimile el calcio se necesitan tener buenos niveles de vitaminas A, C y D, además de una cantidad adecuada de fósforo y magnesio.

→ El hierro es un componente de la hemoglobina de la sangre y por lo tanto su carencia en la dieta puede manifestarse en forma de anemia. Son fuentes de hierro: el hígado, riñón, carne, yema de huevo, legumbres, frutos secos, etc. Para absorber correctamente el hierro es necesario acompañarlo de alimentos ricos en vitamina C.

→ El yodo regula la función del tiroides. Son fuentes de yodo los alimentos de origen marino. Existe en el mercado sal de mesa yodada. Los adultos deben consumir al menos 150 microgramos de yodo que, normalmente, no es difícil de conseguir mediante una alimentación sana y equilibrada.

ALIMENTOS RICOS EN:

(miligramos por 100 gramos de porción comestible)

HIERRO	CALCIO
Sangre 52.0	Queso parmesano 1350
Almejas, berberechos y similares 24.0	Leche de vaca desnatada en polvo 1300

Morcilla 14.0	Queso manchego curado 1200
Hígado de cerdo 13.0	Queso emmental 1080
Caracoles 10.6	Queso gruyere 850
Yema de huevo 8.6	Queso manchego semicurado 835
Hígado de pollo 7.9	Queso de bola 760
Lentejas 7.1	Queso roquefort 600
Garbanzos y judías 6.7	Queso gallego 560
Cereales y copos azucarados 6.7	Queso azul 526
Almendras y avellanas 4.4	Sardinas en aceite 400
Espinacas 3.0	Leche condensada 284
Jamón york 2.7	Almendras 254
Bistec 2.7	Acelgas 150
Pan integral 2.2	Yogur 140
Gambas 1.8	Leche de vaca fresca 125

Fuente: Tabla composición alimentos españoles. J. Mataix.

- AGUA

El agua constituye las dos terceras partes del peso corporal y es el medio en el cual se llevan a cabo casi todas las reacciones del organismo. El hombre puede sobrevivir varias semanas sin alimentos sólidos, pero tan sólo unos días sin agua.

Un adulto sano debe consumir el equivalente a 6-10 vasos de agua cada día, esto es alrededor de 2 litros, pero esta cantidad puede variar muchísimo debido a algunos factores como el ejercicio o la temperatura ambiental. Es importante saber que el mecanismo de la sed en el ser humano es muy fiable, puesto que, si en algún momento padeces de sed, tu cuerpo está avisándote de que puedes comenzar a padecer deshidratación.

El agua se encuentra tanto en los alimentos sólidos como en los líquidos, pero es imprescindible que la que se utiliza para el consumo humano esté clorada.

Las aguas envasadas ofrecen la garantía de que, en su origen, han sido controladas sanitariamente. No obstante, las del grifo también son perfectamente aptas para consumo humano, pero su concentración en soluto probablemente sea mayor (aguas duras) y se verá reflejado en un sabor más fuerte.

Consejo: consumir agua del grifo fría, ayuda a eliminar un poco su posible mal sabor.

El agua no tiene valor energético, por lo tanto, no existen, desde este punto de vista, unas aguas más ligeras que otras.

• LAS FIBRAS

Son un conjunto de sustancias presentes en los alimentos, que no se pueden digerir.

En su mayoría son hidratos de carbono no aprovechables, cuya presencia en la dieta parece tener efectos beneficiosos para la salud, ya que nos previenen de ciertas enfermedades, como el estreñimiento, el cáncer de colon, etc.

Las fibras se encuentran en los tallos y hojas de las verduras, en el grano de los cereales (arroz o trigo

integral), en las legumbres (lentejas, judías...), en las hortalizas y en las frutas.

Una alimentación variada puede contener suficiente fibra, no haciendo falta recurrir a suplementos. Tomarla de forma excesiva puede dificultar la absorción de algunos nutrientes importantes.

Las fibras se pueden dividir en solubles e insolubles:

- Las fibras solubles atraen el agua y se convierte en gel durante la digestión. Esto lentifica el proceso digestivo. Este tipo de fibra se encuentra en el salvado de avena, la cebada, las nueces, las semillas, los fríjoles, las lentejas y algunas frutas y verduras. También se encuentra en el psilio, un suplemento común de fibra. Algunos tipos de fibra soluble pueden ayudar a disminuir el riesgo de cardiopatía.

- Las fibras insolubles se encuentran en alimentos como el salvado de trigo, las verduras y los granos integrales. Este tipo de fibras les aporta volumen a las heces y parece ayudar a que los alimentos pasen más rápidamente a través del estómago y los intestinos.

ALIMENTOS RICOS EN FIBRA ALIMENTICIA

(gramos por 100 gramos de porción comestible)

Cereales integrales	27.0
Judías blancas y pintas	25.4
Higos secos	18.5
Guisantes	16.7
Ciruelas secas	16.1
Garbanzos	15.0
Almendras	14.3
Pan de centeno	13.0
Lentejas	11.7
Trigo, grano entero	10.3
Nísperos	10.2
Dátiles	8.7
Pan integral	8.5

Fuente: Tabla composición alimentos españoles. J. Mataix.

LA DIGESTIÓN

El objeto de la digestión es realizar una preparación previa, para que los nutrientes y el resto de los componentes presentes en los alimentos lleguen a liberarse.

La digestión se realiza a lo largo del aparato digestivo; comienza en la boca termina en el ano. Este tubo, de unos 10 metros de longitud, recibe distintos nombres variando su forma y las funciones que realiza: tritura los alimentos, mezcla con sus jugos (saliva, ácido clorhídrico, pancreático...) y deja los componentes de los alimentos en disposición de ser absorbidos.

1. La boca es la encargada de triturar los alimentos gracias a la ayuda de la saliva.
2. Los alimentos pasan por el esófago y llegan al estómago para mezclarse con jugos gástricos y facilitar la futura absorción de los nutrientes.
3. La mezcla de jugos y nutrientes llega al intestino delgado, donde se liberarán y absorberán muchos nutrientes con la ayuda de la bilis y del jugo pancreático.

4. Una vez finalizado el proceso en el intestino delgado, la mezcla pasa al intestino grueso, donde se reabsorberá el agua y se procederá a la expulsión de las sustancias de deshecho.
5. Estas sustancias de deshecho se expulsarán por el ano.

LA ABSORCIÓN

Una vez liberados los nutrientes, debido a la acción de los jugos y fermentos que actúan sobre los alimentos durante la digestión, éstos son incorporados a nuestro organismo atravesando la pared del tubo digestivo, pasan a la sangre y, de ese modo, llegan a todas las células de nuestro organismo.

La absorción está condicionada por varios factores, unos dependen del propio individuo y otros dependen de los alimentos, de la composición de estos, su preparación culinaria, etc. Así, el almidón de la patata se absorbe antes que el almidón del arroz, por ejemplo.

Los hidratos de carbono: los más complejos (almidón) se degradan a los azúcares más simples: glucosa, fructosa, galactosa. Siendo la glucosa el principal combustible de la célula.

Las grasas se nos presentan en los alimentos en forma sólida o líquida (grasas y aceites); éstas son atacadas por los jugos y fermentos de la digestión y son degradadas a sustancias más sencillas, que se absorben y pasan a la sangre.

Las proteínas también se degradan o rompen en la digestión transformándose en aminoácidos, que es la forma como se absorben.

Las vitaminas se encuentran en los alimentos y al ser liberadas se absorben pasando a la sangre.

Los minerales se absorben fácilmente una vez liberados.

El agua de las bebidas y la contenida en los alimentos es absorbida por el intestino grueso.

LECHE Y DERIVADOS

Se entiende por leche natural el producto íntegro, no alterado, ni adulterado y sin calostros, procedente del ordeño higiénico, regular, completo e ininterrumpido de las hembras de los mamíferos, sanas y bien alimentadas.

¿QUÉ APORTAN LOS LÁCTEOS A NUESTRA ALIMENTACIÓN?

La leche y sus derivados deben considerarse como alimentos estructurales o formadores, por la cantidad y calidad de las proteínas que aportan.

Son una de las principales fuentes de calcio en nuestra alimentación, aportando también fósforo y vitaminas (B, D y A), que desempeñan en el cuerpo una función reguladora.

La leche está considerada como un alimento casi completo, imprescindible en la época de la niñez y muy interesante para todas las edades; no se considera completo porque carece de hierro y de vitamina C, la cual se destruye, en los procesos de higienización, por el calentamiento a que se somete para poder ser consumida de forma segura

La leche es uno de los pocos alimentos de origen animal que contiene una proporción significativa de hidratos de carbono. El azúcar de la leche es la lactosa, que muchas veces el ser humano no es capaz de asimilar.

Este alimento también contiene grasas en forma de triglicéridos con ácidos grasos saturados y colesterol. Esta grasa sirve de transporte a las vitaminas liposolubles (A, D y E) y contribuye al aroma de la leche y de los productos lácteos.

A la hora de la compra nos podemos encontrar con los siguientes tipos de leche, según su contenido graso:

• Leche descremada o desnatada: carece prácticamente de grasa, menos del 3% de materia grasa, y de vitaminas A, D y E.

• Semidesnatada o semidescremada: contiene alrededor de 1.5-1.8% de materia grasa y conserva las vitaminas liposolubles y minerales como el calcio.

• Leche entera: debe contener como mínimo un 3,2% de materia grasa y conserva vitaminas liposolubles y minerales.

Este alimento tiene un alto valor nutricional, con un relativo bajo coste económico. Es muy aconsejable que la leche sea al menos semidesnatada o entera, puesto que en la grasa de la leche encontramos vitaminas liposolubles.

TE INTERESA CONOCER

• **Que el consumo de leche cruda puede ser causante de algunas enfermedades, como por ejemplo las fiebres de Malta.**

Para evitar riesgos innecesarios:

No debemos consumir leche cruda. Para su consumo, la leche recién ordeñada se debe someter a un proceso de higienización. Si la consumimos en casa, debemos hervirla haciéndola «subir» al menos en tres ocasiones.

Consume leches comercializadas, que han sido sometidas a cualquiera de estos procesos de higienización:

* **Leche pasteurizada:** la leche ha sido sometida a una temperatura de 72-78 grados centígrados durante 15 segundos, seguida de una refrigeración por debajo de los 4 grados centígrados (-4 °C). De esta forma se destruyen los gérmenes productores de enfermedades (patógenos). No se produce una alteración significativa de su sabor, color o aroma, ni de su valor nutritivo (sólo se destruye la vitamina C).

Se debe conservar en frío a menos de 10 grados centígrados (–10 °C). La leche pasterizada es la más económica, la que conserva más cualidades nutritivas y el sabor de la leche natural.

* **Leche esterilizada:** la leche ha sido sometida a altas temperaturas durante 20 minutos, por esto sus

cualidades nutritivas son inferiores a las de la leche pasteurizada.

Esta leche presenta un color más amarillento y un sabor más dulzón.

*** Leche U.H.T:** es la leche que ha sido sometida a un calentamiento entre 135-150 °C durante 2 segundos, seguido de un enfriamiento inmediato. La brevedad del proceso hace que las pérdidas de nutrientes sean mínimas y que no sufra variaciones de su color ni sabor.

Independientemente del proceso de higienización, las leches deben consumirse antes de la fecha de caducidad que figura en el envase.

→ Una vez abierto cualquier envase de leche, debe guardarse en el frigorífico y consumirse como máximo en tres días.

• ¿La leche desnatada pierde todos sus nutrientes?

Por ser desatada se ha perdido la grasa y las vitaminas que se asocian a ella (A, D y E), pero no sus proteínas ni su calcio.

Desde el punto de vista de su contenido en proteínas, tanto la leche entera como la desnatada pueden sustituir a la carne o al pescado. Medio litro de leche contiene la misma cantidad de proteínas que 100 gramos de carne, con la ventaja del aporte de 600 miligramos de calcio

• **¿La leche condensada o en polvo alimenta lo mismo que la leche natural?**

La leche condensada es la leche que, además de quitarle agua, se le ha añadido azúcar, en una proporción del 40-50%. Su valor nutritivo es diferente a la leche fresca, ya que aumenta las calorías a expensas del azúcar, y disminuye proporcionalmente su contenido en proteínas y calcio.

La leche en polvo se obtiene por deshidratación de leche entera, semi o desnatada, que han sido, al menos, pasterizadas y homogeneizadas. Hay que tener en cuenta su correcta preparación, que debe ser la indicada en el envase del producto. Nutricionalmente, si está bien preparada, sustituye en forma adecuada a la leche natural.

La leche evaporada es la leche esterilizada a la que se le ha eliminado un tercio de su contenido en agua. Son semilíquidas o cremosas, necesitando añadir agua para su reconstrucción adecuada, consiguiendo un alimento igual a la leche natural.

En España, ¿es imprescindible consumir leches enriquecidas?

Las leches enriquecidas o fortificadas son aquellas a las que se les ha añadido vitaminas A y D como medida para prevenir ciertas deficiencias nutricionales. En nuestro país la exposición solar y la realización de una dieta variada (frutas y verduras) nos proveen de estos nutrientes.

- **¿Se puede sustituir la leche por productos lácteos?**

Los yogures, quesos y cuajadas son alimentos derivados de la leche que aportan los mismos nutrientes, pero con diferentes proporciones

→ **El yogur** es un derivado lácteo obtenido por la acción de dos bacterias (Streptococcus thermophilus y Lactobacillus bulgáricus) sobre la leche, las cuales transforman parte de su azúcar en ácido láctico.

El yogur posee prácticamente la misma composición que la leche, pero centrada y, por lo tanto, un valor nutritivo mayor.

→ **El queso** es el producto fresco o curado obtenido tras la coagulación de la leche, por acción del cuajo u otros coagulantes apropiados, a partir de la leche natural higienizada de vaca, de oveja, de cabra o de mezcla.

Un queso tendrá más nutrientes cuanto más curado esté; al ser menor el contenido en agua, será mayor la concentración de sustancias nutritivas. El queso fresco es el que presenta mayores riesgos para la salud, debiendo conservarse en frigorífico, siendo su validez máxima de 30 días.

→ **La cuajada** se obtiene por coagulación de la leche. A diferencia del queso fresco ésta no sufre el proceso de prensado. Su contenido en nutrientes es equivalente.

DEBES RECORDAR

◆ No consumas leche cruda, sin hervirla debidamente.

◆ La leche no es un alimento completo por carecer de hierro y vitamina C.

◆ La leche se puede sustituir por yogur, cuajada y queso, pero no por la mantequilla o la nata.

◆ Los postres lácteos no deben sustituir el consumo de las frutas.

CARNES

Con la denominación genérica de carnes, se entiende la parte comestible de los músculos de animales como vaca, ternera, cordero, cerdo, carnero, caballo, cabrito y otros, como los animales de corral y caza, de pelo y pluma (pollo, pavo, conejo...). También hemos de incluir aquí las vísceras (el hígado, los riñones, los sesos, el corazón y otros menudillos) y los derivados cárnicos (salazones, ahumados, adobados, embutidos, charcutería, fiambres y extractos de carne).

No siendo la carne un alimento indispensable para la alimentación del hombre, se consume de forma excesiva en nuestra sociedad, representando aproximadamente el 30% del gasto familiar destinado a la comida. Pensando en nuestra salud, sería importante rebajar su consumo.

¿QUÉ APORTA LA CARNE A NUESTRA ALIMENTACIÓN?

La carne es un alimento rico en proteínas de buena calidad, aunque algo inferiores a las del huevo y la leche. El contenido proteico medio de un filete viene a oscilar entre el 15% en la carne de cordero y hasta un 18-20% en las carnes de ternera y pollo.

El valor energético de las carnes dependerá de su contenido en grasas, que varía de unos animales a otros, y con el estado nutritivo del animal. En términos generales, el contenido más bajo de grasas se encuentra en la carne de pollo y en la carne magra de ternera y cerdo. Los embutidos (chorizo, salchichón...) contienen mucha grasa y la calidad de sus proteínas suele ser menor.

Las carnes nos aportan cantidades importantes de vitaminas pertenecientes al complejo B, a pesar de que la cocción prolongada destruye un 30% de su contenido. El hígado es una excelente fuente de vitamina A y también de $B_1 2$, que no existe en alimentos de origen vegetal.

En cuanto a minerales, la carne es rica en hierro, que se utiliza mejor que el que se encuentra en los alimentos vegetales. Otros minerales presentes en la carne son el fósforo, el potasio y el sodio, siendo el calcio casi inexistente.

TE INTERESA CONOCER

Que la categoría de las carnes no tiene que ver con su calidad nutricional.

La categoría de una carne es un criterio de consumo-venta y dependerá de la proporción en que se encuentre el músculo, la grasa y los «nervios» (tejido conjuntivo), en un corte de carne a la venta y de su localización en el cuerpo del animal.

◆Carnes de categoría extra: exenta de hueso y <<nervios»>.

◆Carnes de primera categoría: ricas en músculo, con poco hueso y pocos «nervios». Adecuadas para asar, emparrillar y preparar a la plancha.

◆Carnes de segunda categoría: más fibrosas, con mayor contenido en grasa y <<nervio»>. El procedimiento culinario más adecuado para su uso es el guisado, ya que ablanda los tejidos y disuelve las grasas.

◆Carnes de tercera categoría: ricas en huesos, tendones, «<nervios» y grasas. Su mayor aprovechamiento se hace con los cocidos, los cuales permiten el ablandamiento total de la carne, hasta la separación de ésta del hueso, y la formación de gelatinas.

Las carnes picadas son una posible fuente de toxiinfección alimentaria.

◆Si puede ser, compra la carne y tritúrala en casa.
◆En caso de comprar carne picada, exige que la piquen en el momento de la compra.
◆Consúmela lo más pronto posible y bien cocinada.

¿Los embutidos pueden sustituir a las carnes?

Los embutidos tienen una composición semejante a la de la carne, pudiendo llegar a una concentración proteica del 25%, si están muy curados. El aporte de hierro es similar, pero los niveles de grasa en los embutidos son más altos, pudiendo alcanzar el 50% de su peso. Además, la cantidad de sal suele ser también mucho más alta, aumentando así la prevalencia de padecer ECV.

¿Son los caldos de carne un buen alimento?

Los caldos están compuestos principalmente por vitaminas del complejo B y C, minerales como hierro y calcio, y proteínas. En cuanto a valor energético, apenas contiene kcal, por lo que sería una comida bastante incompleta, pero se trataría de un buen complemento.

• **Denominación comercial de las carnes.**

-**Vacuno:**

* *Ternera:* animal macho o hembra con un peso de canal entre 100 y 200 Kg.

* *Añojos:* bóvidos machos o hembras con edad entre uno y dos años.

* *Mayor:* bóvidos machos o hembras con edad mayor de cuatro años y peso de canal medio de 253 Kg.

-Ovino:

* *Lechal:* canales de hasta 8 Kg. de peso y animales alimentados fundamentalmente con leche. Edad inferior a mes y medio.

* *Ternasco:* canales procedentes de animales con edades inferiores a cuatro meses.

* *Ternasco precoz:* cuando estos canales superan los 13 Kg.

* *Cordero Pascual:* canales procedentes de animales de más de cuatro meses de edad.

DEBES RECORDAR

◆ Si se considera la relación nutrición-coste, las carnes de ave deben ser la primera elección.

◆ Las carnes deben tomarse acompañadas con guarnición de verduras, si es posible.

◆ Rechaza la carne picada no triturada en tu presencia.

◆ Se puede prescindir de la carne y seguir nutriéndose correctamente.

PESCADOS Y MARISCOS

Según el Código Alimentario Español, se entiende como pescados a los animales vertebrados comestibles, marinos o de agua dulce (peces, mamíferos, cetáceos, etc.), frescos o conservados por diversos medios autorizados: congelados, salados, ahumados, desecados, conservas y semiconservas.

Como mariscos se entiende los animales invertebrados comestibles de origen marino o continental, que se presentan frescos o conservados. Éstos comprenden los crustáceos (langosta, cigala, langostino...) y los moluscos (almeja, ostra, mejillón, calamar, pulpo...).

¿QUÉ APORTAN LOS PESCADOS Y MARISCOS A NUESTRA ALIMENTACIÓN?

Por sus características nutricionales, los pescados y mariscos son alimentos plásticos ricos en proteínas, vitaminas del grupo B y minerales, no conteniendo hidratos de carbono.

Los pescados contienen entre un 15 y un 27% de proteínas, que son de tan buena calidad como las de la carne, con la ventaja de que se digieren mejor y más rápidamente.

El contenido en grasa de los pescados es muy variable, dependiendo de las especies, de la edad, del medio en que viven y del ciclo de maduración sexual en el que se encuentren. Los pescados no contienen colesterol, y de la composición de sus ácidos grasos sólo cabe esperar beneficios para la salud.

Los pescados son ricos en vitaminas del grupo B, aportando aquellos que contienen más grasa, vitaminas A y D (hígado de bacalao).

Los minerales presentes en los pescados son principalmente el yodo; pero también contienen fósforo, potasio y hierro. Es un alimento pobre en calcio, salvo cuando se come el esqueleto.

TE INTERESA CONOCER

- **¿Qué son los pescados azules?**

Los llamados pescados azules son aquellos que tienen en común un alto contenido en grasa (sardina, caballa, atún, boquerón, trucha, salmón...):

→ Contienen un tipo de ácidos grasos (polinsaturados) que previenen la aparición de enfermedades cardiovasculares y que, por lo tanto, son beneficiosos para la salud.

Deben estar presentes en la dieta semanal de cualquier persona, puesto que estas son muy importantes para muchos procesos fisiológicos.

Al tener estas ventajas nutricionales y un precio relativamente bajo (sardina, caballa, trucha...), su inclusión en la dieta es muy recomendable.

- **¿El pescado alimenta menos que la carne?**

No, nutricionalmente son muy similares, pero con la ventaja de que el pescado se digiere mejor y para ciertas edades es de más fácil masticación. Sería recomendable comer a la semana más pescado y menos carne.

- **¿Todas las conservas de pescado son iguales?**

No, entre los procedimientos autorizados encontramos las semiconservas y las conservas:

Las semiconservas han sido sometidas a un procedimiento que las hace aptas para el consumo por un período de tiempo limitado, siempre que se almacenen en frigorífico. Se consideran semiconservas las anchoas y los boquerones en vinagre.

Las conservas son de mayor duración que las semiconservas, aunque ésta no es ilimitada. No hace falta conservarlas en frigorífico.

En su etiquetado deberán figurar los ingredientes utilizados por orden de mayor a menor cantidad, el tipo de aceite, salsas y/o preparaciones culinarias. También se expresará el peso escurrido, el peso neto, la fecha de caducidad y las condiciones adecuadas de conservación.

Es muy importante evitar el consumo de conservas de pescado en niños debido a una posible intoxicación por botulismo.

• **¿Cómo podemos saber que un pescado es fresco?**

En el momento de la compra debemos fijarnos:

* Que su olor sea suave y agradable, como a algas marinas.

* Que su piel esté brillante y sin desprendimiento de escamas.

* Que sus ojos sean brillantes y sin hundimiento.

* Que las agallas tengan color rojo fuerte y con sus laminillas no pegadas.

*Que su consistencia sea rígida y con el vientre firme.

El pescado se deteriora con facilidad, por lo que debe comprarse el mismo día o el anterior a su consumo. Se guardará perfectamente limpio en frigorífico, separado de otros alimentos a los que puede transmitir olores.

¿Pescado fresco o pescado congelado?

Con la congelación no se pierden casi nutrientes, permitiéndonos almacenar alimentos durante períodos prolongados a 18 grados bajo cero (neveras con tres estrellas).

→ Está prohibida la venta del pescado como fresco, una vez descongelado. Si compras piezas enteras congeladas, se debe observar que estén duras, sin erosiones en la piel ni rasgaduras. La presencia de escarcha puede significar que se ha roto la cadena del frío.

Descongelación: los filetes o piezas de poco grosor se pueden cocinar directamente. Para piezas de más de 2 centímetros de grosor, es aconsejable la descongelación en el frigorífico.

Lo que nunca se debe hacer es descongelar sobre un radiador, al sol o cerca de la calefacción, ya que se alteraría el sabor, la textura y el valor nutritivo del producto.

Descongelar un producto tiene sentido si se cocina a continuación; nunca debemos descongelar para guardar y, bajo ningún concepto, volver a congelar un alimento previamente descongelado.

DEBES RECORDAR

◆ El pescado fresco y congelado será la última compra que se debe realizar, al aprovisionarnos de alimentos.

◆ El pescado fresco debe guardarse limpio en el frigorífico no más de 24 horas,

◆ Nunca se volverá a congelar el pescado una vez descongelado

◆ El pescado es un excelente alimento desde el punto de vista nutricional para todas las edades.

LOS HUEVOS

Siempre que hablemos de huevos, sin especificar más, nos estamos refiriendo de gallina, que son los de mayor consumo en nuestra sociedad.

¿QUÉ APORTAN LOS HUEVOS A NUESTRA ALIMENTACIÓN?

El huevo está compuesto: 10% por la cáscara, 30% por la yema y 60% por la clara.

La cáscara, que constituye una barrera de protección no perfecta contra la contaminación del ambiente, contiene calcio, pero no es comestible.

La yema tiene un gran contenido en grasas (triglicéridos, fosfolípidos y colesterol), además de nutrientes relacionados con la vitamina A, que son, entre otros, los que le dan su peculiar coloración amarilla.

La clara está formada por proteínas y agua.

Podemos decir, desde el punto de vista nutricional, que el huevo es un alimento que nos aporta proteínas muy completas y de buena calidad («alto valor biológico»), grasas y colesterol, vitaminas A y B y minerales como el fósforo y el hierro.

Los huevos son un excelente alimento, pero no un alimento completo para las personas, puesto que no contienen hidratos de carbono, vitamina C ni calcio.

TE INTERESA CONOCER

• **Que el consumo de huevos contaminados es responsable de la mayoría de las infecciones alimentarias por Salmonella. Para evitar riesgos innecesarios debemos de:**

◆ Rechazar los huevos sucios o que presenten la cáscara agrietada.

◆ Guardar los huevos en el refrigerador con el polo más fino hacia abajo.

◆ **No lavar los huevos.** Lavando los huevos con agua solo conseguiremos introducir las bacterias de la cascara a su interior, y en el caso de no cocinar lo suficiente el huevo, puede causar intoxicaciones alimentarias.

◆ Evitar el consumo de huevos crudos: mahonesa, «all-i-oli»..., si no se cuida su manipulación.

◆ Evitar el contacto entre los huevos crudos y los cocinados; por ejemplo: no dar la vuelta a la tortilla con el plato donde se ha batido el huevo.

• **No se deben consumir los huevos crudos. Ya que no tienen ninguna ventaja y sí inconvenientes:**

◆ Pueden producir infecciones alimentarias.

◆ Nutricionalmente «alimentan menos», ya que algunos nutrientes no son aprovechados.

◆ La digestibilidad de los huevos depende de su preparación culinaria. Los huevos duros o pasados por agua son mejor digeridos que en tortilla, y éstos, a su vez, mejor que fritos (por el aceite).

¿Cómo podemos reconocer en casa si un huevo es fresco?

Una prueba sencilla consiste en introducir los huevos en un vaso de agua con una cucharada de sal. Si desciende hasta el fondo, se trata de un huevo fresco; si se queda en el medio, es menos fresco y se aconseja consumirlo frito o cocido; si flota horizontalmente, el huevo no tiene garantías de frescura y lo mejor es rechazarlo.

Otra forma de distinguirlo consiste en observar la disposición de la yema con respecto a la clara, cuando se pone en un plato. Cuanto más se desparrame la clara, menos fresco es el huevo. Lo mismo podemos decir del desplazamiento de la yema del centro hacia la periferia. La yema de un huevo fresco ocupa una posición abultada con respecto a la clara.

¿Son los huevos morenos mejores que los blancos?

Los huevos morenos no presentan diferencias nutritivas destacables con respecto a los blancos. Los huevos morenos son así dependiendo de la raza de la gallina y de su alimentación; parecen tener una cáscara con mayor dureza, por lo que pueden ser preferidos para la cocción (huevos duros).

¿Son los huevos con la yema más amarilla nutricionalmente mejores?

El color de la yema de huevo depende de la alimentación de la gallina, pero también de ciertos colorantes que se pueden añadir al pienso.

¿Cómo identificar en el mercado la calidad de los huevos?

Según el Código Alimentario Español, los huevos se clasifican en categorías, atendiendo a un código numérico que nos muestra perfectamente la procedencia del huevo. El primer digito nos indica el código de forma de cría de las gallinas. 0 significa producción ecológica, 1 gallinas camperas, 2 criadas en el suelo y 3 criadas en jaulas. Es preferible escoger huevos ecológicos o de gallinas camperas. El segundo y tercer digito de la numeración hace referencia al código de Estado miembro de la UE del que proceden los huevos, en el caso de ser españoles se referencia como (ES). Finalmente, los siguientes dígitos hacen referencia al productor, la provincia, el municipio, la explotación ganadera, etc.

Un huevo mantiene razonablemente su frescura entre 21 y 30 días a partir de la fecha de puesta. Se deben comprar los huevos con la fecha de consumo preferente lo más lejana posible.

DEBES RECORDAR

◆ Compra huevos limpios y con la cáscara intacta.

◆ Mira que la fecha de consumo preferente sea lo más alejada posible del día de compra.

◆ Rechaza los huevos rotos en el lugar de compra y durante su transporte al hogar.

◆ Evita el consumo de huevos crudos: mahonesa, «all-i-oli»..., si no se cuida al máximo su manipulación.

LAS LEGUMBRES

El concepto legumbre o leguminosa viene a significar «semilla comestible». Se conocen como tal las semillas secas, limpias y sanas, además de separadas de su vaina, procedentes de las plantas de la familia de las leguminosas. En nuestra alimentación quedan representadas por los garbanzos, guisantes secos, habas secas, alubias o judías (pintas o blancas), lentejas y altramuces.

¿QUÉ APORTAN LAS LEGUMBRES A NUESTRA ALIMENTACIÓN?

Por su contenido nutricional, las legumbres nos aportan hidratos de carbono, proteínas, algo de grasa, vitaminas, minerales y fibras.

Las legumbres son ricas en hidratos de carbono, principalmente almidón; por lo tanto, cumplen un importante papel como alimentos energéticos, a pesar de su escaso contenido en grasas.

Se consideran como alimentos estructurales por ser ricos en proteínas. Contienen tantas como las carnes y los pescados, aunque son de menor calidad (valor biológico). Combinaciones adecuadas de legumbres con cereales (lentejas con arroz), hace que la calidad de sus proteínas se iguale a las de origen animal.

Las leguminosas, por su aporte en vitaminas y minerales, hemos de considerarlas también como alimentos reguladores.

Son fuente de vitaminas B, en especial B_1 y B_2, pero a la hora de considerar su aporte a la alimentación, debemos tener presente que se pueden perder grandes cantidades de éstas por una mala manipulación; como, por ejemplo: el remojo con bicarbonato, cambio de aguas y su excesiva cocción.

Su aporte de minerales es alto, ya que contienen fósforo, calcio, magnesio, hierro y yodo; pero su aprovechamiento en estos alimentos es difícil.

Por su gran contenido en fibras, desempeñan un importante papel en la dieta equilibrada.

TE INTERESA CONOCER

Que se puede prevenir la pérdida de vitaminas y minerales durante su preparación culinaria:

◆ No superando el remojo las 12 horas.

◆ No cambiando el agua de remojo, ni añadiendo bicarbonato.

◆ No realizando cocciones muy prolongadas. No sobrepasando las dos horas o 45 minutos en una olla a presión.

Que es un alimento de consumo muy recomendable:

◆ Por su calidad nutritiva, ya que contiene todos los nutrientes más importantes.

◆ Por su relación calidad-precio, son alimentos que tienen presentaciones comerciales distintas, a precios asequibles a todas las economías.

◆Por su calidad gastronómica, ya que las costumbres alimentarias de nuestro entorno nos ofrecen una gran variedad de legumbres, así como de platos preparados con ellas: lentejas, cocido, fabadas, etc.

¿Las lentejas tienen mucho hierro?

◆Todas las legumbres son fuentes importantes de hierro; sin embargo, la fama se la llevan las lentejas.

◆A pesar de ello, tal y como se presenta el hierro en las legumbres, no puede ser absorbido en su totalidad, pudiendo facilitar ésta si añadimos limón o vinagre a los platos como aderezo (Vitamina C).

¿Por qué las legumbres producen flatulencias?

◆Las leguminosas son alimentos flatulentos porque contienen las fibras viejas que nuestro aparato digestivo no es capaz de digerir, de tal forma que son atacadas en el intestino grueso por bacterias que, a expensas de ellas, producen gas. Una forma de reducir los gases producidos por las legumbres es añadir cúrcuma en la elaboración.

DEBES RECORDAR

◆Que las legumbres deben estar presentes en nuestra alimentación varias veces a la semana.

◆ Que son recomendables en una dieta equilibrada para todas las edades.

◆Que son alimentos que, a muy buen precio, tienen notables cualidades gastronómicas y nutricionales.

◆Que, con un adecuado remojo, las pérdidas de vitaminas y minerales son mínimas.

LAS PATATAS

Es el más importante de los tubérculos alimenticios. Originaria de América (Perú), los españoles y portugueses la introdujeron en Europa en el siglo XVI, aunque tardó casi tres siglos ser aceptada por la población europea. Hoy es un alimento básico en la alimentación diaria.

Comercialmente se presentan como:

- **Tubérculo crudo:**

* De piel amarilla y carne blanca: se deshace en la cocción, adecuadas en sopas y purés.

* De piel rojiza y carne amarilla: más firme, ideal para ensaladas, salteadas o fritas.

- Patatas desecadas o deshidratadas: son los típicos purés.

- Fécula o almidón: para uso industrial.

¿QUÉ APORTAN LAS PATATAS A NUESTRA ALIMENTACIÓN?

Las patatas, desde el punto de vista nutritivo, se encuentran a medio camino entre los cereales y las verduras.

-Presentan un elevado contenido en agua (alrededor del 75 %), en hidratos de carbono, en vitamina C y en potasio.

-Son pobres en proteínas.

-No contienen grasas.

Las patatas cocidas son muy digestibles, y en la medida que se incorporan grasas (fritas, salteadas o guisadas) la digestibilidad es menor y su aporte energético mayor.

Según la forma de cocinarlas mantiene mayor cantidad de vitamina C, consiguiéndose su máxima eficacia cociéndolas con poca agua o usándolas con piel.

Hemos de evitar pelarlas y dejarlas en agua durante largo tiempo.

FRUTOS SECOS

Con este nombre se conocen en nuestro país a las almendras, avellanas, piñones, nueces, cacahuetes y castañas. No debemos confundirlo con los higos secos, ciruelas pasas, dátiles, orejones y otros que son frutas desecadas.

Su consumo habitual se hace como aperitivo o formando parte de distintos guisos o postres.

¿QUÉ APORTAN LOS FRUTOS SECOS A NUESTRA ALIMENTACIÓN?

- Por su contenido en grasas, están considerados como alimentos energéticos y saludables, puesto que sus grasas son principalmente insaturadas.

- Las castañas son frutos secos con poca cantidad de grasa y un menor aporte calórico, ya que el 50% de su contenido es agua.

- Tienen un gran contenido en proteínas de alto valor biológico.

•Son una buena opción para evitar picar alimentos insanos.

•Proporcionan minerales como el calcio, magnesio, hierro, sodio y potasio; además de vitaminas como la B_1.

•Su contenido en fibras y grasas los puede hacer indigestos en grandes cantidades. En algunos casos su abuso puede llegar a provocar diarrea.

VERDURAS Y HORTALIZAS

Con la denominación genérica de hortaliza se designa a cualquier planta herbácea, o algunas de sus partes, que se consume cruda o cocinada. Reservando la denominación de verdura para aquellas que, cuya parte comestible, está constituida por las partes verdes.

¿QUÉ APORTAN LAS VERDURAS Y HORTALIZAS A NUESTRA ALIMENTACIÓN?

Las verduras y hortalizas son alimentos reguladores, tanto a nivel de las reacciones químicas orgánicas como de la función intestinal.

Son alimentos muy ricos desde el punto de vista nutricional, porque nos proporcionan grandes cantidades de minerales, vitaminas, fibra y agua (alrededor del 80%).

Contienen algunos hidratos de carbono y cantidades insignificantes de grasas y proteínas, por lo que su valor energético es escaso.

En cuanto a los minerales, destacan su aporte de calcio, hierro y cobre, estando prácticamente representados todos los existentes.

Entre las vitaminas destacan la vitamina C y los precursores de la vitamina A. No contienen vitamina $B_1 2$ ni vitamina D.

TE INTERESA CONOCER

¿Como comprar y conservar las hortalizas?

•Se deben comprar frescas, aparentemente limpias, sanas y con el grado de madurez adecuada. También se pueden comprar congeladas, son perfectamente aptas y saludables para consumo, además son ideales si no se van a consumir en un periodo de tiempo corto.

•Se deben conservar perfectamente limpias de partes dañadas y sustancias extrañas, introducidas en bolsas de plástico con orificios para su ventilación y situarlas en la parte baja del frigorífico, sin prolongar su conservación más allá de cinco días.

•Cuando se consuman crudas, deberemos cuidar que el lavado sea minucioso eliminando tierra, insectos y cualquier otra sustancia extraña. Se dejarán a remojo con unas gotas de lejía apta para verduras durante 20 minutos y después se aclararán con bastante agua.

¿Se pueden perder por una mala manipulación, conservación o preparación gran cantidad de vitaminas y sales minerales, presentes en las verduras hortalizas?

•Si, sobre todo en métodos de cocción como el hervido. Para disminuir estas pérdidas:

•La cocción se hará con el mínimo de agua en caso de hervirlas, en recipiente cerrado e introduciendo las hortalizas cuando el agua esté en ebullición.

•El tiempo de cocción será el mínimo suficiente (mejor en olla a presión). Se deben evitar posteriores calentamientos.

•Parte de las sales minerales pasan al agua de ebullición, por lo cual es recomendable, nutricionalmente, aprovechar esta agua para caldos, sopas o purés

-Para que las ensaladas conserven todo su valor nutritivo debemos procurar:

* Que sean lo más recientes posible; pues a medida que pasa el tiempo la vitamina C se destruye.

* No desechar las hojas verdes más oscuras; precisamente en ellas se encuentra la mayor parte del contenido vitamínico.

* Utilizar limón o vinagre para aderezarlas; pues los medios ácidos protegen las vitaminas.

¿Las espinacas dan fuerza?

•No. En los primeros estudios sobre contenido de hierro en los alimentos se cometió el error de colocar la coma decimal en un lugar no adecuado, con lo que se multiplicó por 10 el contenido en hierro de las espinacas. Por otra parte, el héroe infantil <<Popeye el marino» y su alimento favorito, las espinacas, han contribuido a la creencia de que el consumo de dichos vegetales está relacionado con la fuerza muscular.

DEBES RECORDAR

•Consume hortalizas y verduras de temporada, son más económicas.

•En cualquier época del año encontrarás verdura congelada, nutricionalmente adecuada y con precios razonables.

•Consume a diario verduras y hortalizas crudas.

•La forma más correcta de cocinarlas es utilizando poca agua, en olla a presión o con cacerolas de cierre hermético, salteadas o al vapor.

FRUTAS

Con la denominación genérica de frutas se conoce al fruto, o frutos, las semillas o partes carnosas que hayan alcanzado un grado de madurez adecuado y sean propias para el consumo humano.

Habitualmente consumimos las frutas frescas, pero también las podemos encontrar desecadas, como son las uvas, las ciruelas pasas y los orejones.

¿QUÉ APORTAN LAS FRUTAS A NUESTRA ALIMENTACIÓN?

La función nutritiva de las frutas en nuestro organismo es similar a la de las verduras, son alimentos reguladores, ya que nos proporcionan minerales, vitaminas, fibra y mucha agua. Las frutas tienen la ventaja, sobre las hortalizas y verduras, el que éstas normalmente se consumen crudas, por lo que conservan al máximo sus propiedades nutritivas. Sin embargo, su manipulación debe ser minuciosa, cuidando hasta el más mínimo detalle higiénico. Es importante realizar un lavado exhaustivo.

Las frutas no contienen casi proteínas ni grasas. El único principio inmediato presente en cantidades apreciables son los hidratos de carbono o glúcidos (fructosa y glucosa); el contenido de éstos oscila desde un 5% en la sandía, hasta el 25% de los plátanos.

El principal aporte nutricional de las frutas se debe a su contenido en vitaminas. Son ricas en vitamina C: las fresas, los cítricos y el kiwi.

Las frutas de pulpa amarilla o anaranjada (albaricoque, melón, melocotón) son ricas en carotenos. Éstos se transformarán en nuestro organismo en vitamina A. Contienen también pequeñas cantidades de vitaminas del grupo B (niacina, tiamina y riboflavina).

Otros nutrientes presentes son las sales minerales (cobre, magnesio, fósforo...), las fibras y el agua.

Por todo lo anterior, se puede decir que el aporte calórico de las frutas a nuestra dieta no es significativo.

TE INTERESA CONOCER

Que las frutas frescas deben presentarse para su consumo enteras, sanas, limpias con cierta madurez comercial.

-Para evitar riesgos innecesarios debemos exigir que en el lugar de compra las frutas estén:

***Sanas:** no presentarán señales de ataques por insectos, plagas, lesiones físicas o mecánicas, ni presentar señales de descomposición total o parcial.

***Limpias:** su piel deberá estar exenta de cuerpos extraños.

¿Se puede consumir la piel de las frutas?

Sí, aunque su consumo puede presentar ciertos inconvenientes:

●La piel de las frutas está en contacto con el ambiente y, por ello, pueden quedar restos de los plaguicidas utilizados en su cultivo, tierra e impurezas.

Si se consume fruta con piel (fresas, manzanas...), debe someterse a un lavado abundante.

●Existe la creencia de que las vitaminas se encuentran sólo en la piel. La piel es una parte muy pequeña con respecto al total de la fruta, y aunque no se consuma, seguimos aprovechando las vitaminas y fibras de la fruta.

¿Se pueden sustituir las frutas por postres lácteos?

●No. La fruta no es un lujo, no es un grupo de alimentos de los que debamos prescindir, sino una auténtica necesidad.

●Un postre de fruta no debe ser sustituido ni por un lácteo, ni por un dulce, ni por una tarta, ya que no son en absoluto comparables en su contenido de nutrientes. En los lácteos buscamos proteínas y calcio; mientras que en las frutas encontramos ciertas vitaminas, fibras y minerales.

¿Qué diferencias existen entre los zumos y las frutas?

Entendiendo por zumos los preparados en casa con exprimidora o licuadora, algunas frutas se consumen frecuentemente de esta forma. Los exprimidos carecen de la fibra de la fruta, además de que la cantidad de azúcares aumenta bastante ya que utilizamos más de una pieza de fruta. Asimismo, hablamos en este caso de cantidad de azúcares ya que rompemos la matriz del azúcar presentándose en forma de azúcar libre.

Desde el punto de vista comercial, es importante distinguir lo que se comercializa bajo las denominaciones de zumo, néctar o concentrado de fruta:

***Zumos:** son productos naturales procedentes del exprimido de frutas frescas que no se dejan fermentar. Pueden contener hasta 15 gramos por litro de sacarosa (azúcar).

***Néctar:** es la mezcla resultante de zumo y/o la pulpa de una fruta, con agua y azúcar.

*Concentrados o siropes: son extractos de frutas naturales o artificiales a los que se les añade azúcar (900 gramos/litro). Pueden contener colorantes.

¿Son iguales las frutas frescas a las conservadas?

● No. Al igual que las verduras, las frutas en conserva tienen menor valor nutritivo que las frescas, ya que carecen de vitamina C por el procesamiento de calor a que han sido sometidas, y tienen una mayor carga calórica porque se le ha añadido gran cantidad de azúcar.

● Desde el punto de vista comercial, las encontramos como compotas, frutas en almíbar (melocotón, pera, piña), confituras y mermeladas, en función de su contenido en azúcar. Siendo en las tres primeras la fruta reconocible a la vista, lo cual no ocurre en la mermelada que sólo se identifica por su sabor.

DEBES RECORDAR

- Consume frutas de temporada, guiándote más por el grado de madurez que por el tamaño. Además, son más económicas.

- No compres una cantidad de fruta superior a las necesidades familiares para 2 o 3 días, en especial cuando se trata de frutas de verano.

- La fruta no es un lujo, ni una golosina de la que se pueda prescindir, sino una auténtica necesidad.

- Las frutas en conserva no deben sustituir a las frutas frescas.

- Si consumes fruta con piel, asegúrate de lavarla muy bien.

LOS CEREALES

Se conoce como cereales a las plantas gramíneas cultivadas por el ser humano y a sus frutos maduros, sanos y secos. El nombre de cereales viene de Ceres, la diosa romana de las cosechas.

Los principales cereales son el trigo, el arroz, el maíz, la cebada, la avena y el centeno. El cultivo de uno u otro depende en gran parte del clima, el terreno, las disponibilidades de agua, haciendo que en cada continente se consuma con preferencia un tipo de ellos: en Europa el trigo, en América el maíz, en Asia el arroz y en África el sorgo y el mijo.

¿QUÉ APORTAN LOS CEREALES A NUESTRA ALIMENTACIÓN?

En este grupo vamos a encontrar un conjunto de alimentos cuya principal función va a ser la energética, proporcionada por los hidratos de carbono que los componen (almidón).

Los cereales también aportan proteínas, pero de escaso valor biológico, siendo el arroz el que aporta las de mejor calidad. Pero son proteínas perfectas para complementar con otros alimentos más proteicos.

Su contenido en agua y grasas es bajo (mínimo en el arroz).

Los cereales contienen algunos minerales indispensables para nuestra nutrición: calcio, hierro y zinc.

En cuanto a su contenido en vitaminas, nos proveen de vitaminas del complejo B (tiamina, riboflavina y niacina), pero carecen de ácido ascórbico (vitamina C).

TE INTERESA CONOCER

-Que el consumo de cereales lo hacemos a través de múltiples alimentos.

En nuestra cultura alimentaria los cereales los encontramos como:

- Derivados del trigo: el pan, la sémola, la pasta, las galletas...; en España es el cereal más consumido.

- Arroz: grano, cereales de desayuno y sémolas. Forma parte destacada de nuestra cultura gastronómica. Carece de gluten, por lo que puede ser consumido por las personas que no toleran esta sustancia (celiacos).

- Maíz: tortas, palomitas, maíz tierno (ensaladas) y cereales de desayuno. También carecen de gluten.

- Centeno: pan.

- Avena: como copos o en forma de harinas o salvado.

- Cebada: maltas para infusiones.

- ¿El pan es un excelente alimento?

- Llamamos pan al producto perecedero, resultante de la cocción de una masa obtenida por la mezcla de harina de trigo, sal comestible y agua potable, fermentada por una levadura.

•Nutricionalmente es un alimento energético que tiene, además, un contenido muy importante en proteínas de origen vegetal, siendo su aporte de grasas despreciable.

- ¿El pan favorece el aumento de peso?

No favorece más que otros alimentos cuando se come con moderación. Pero debemos tener presente que el pan no debe desplazar a otro tipo de alimentos. Eso sí, en la sociedad actual se consume mucha cantidad de pan y socialmente está muy aceptado.

- ¿Pan blanco o integral?

Teóricamente la diferencia entre pan blanco e integral depende del grado de refinamiento de la harina empleada (grado de extracción), esto es, la presencia de salvado. Nutricionalmente se pueden considerar semejantes, con la excepción del contenido en fibras, que es mayor en el pan integral. Por lo que también contiene más kcal y es más saciante.

- ¿Qué son las galletas?

Las galletas son los productos alimenticios elaborados, fundamentalmente, por una mezcla de harina, grasas comestibles y agua, adicionadas o no de azúcares y otros productos alimenticios o alimentarios (aditivos, aromas, condimentos, especias), sometidas a proceso de amasado y posterior tratamiento térmico, dando lugar a un producto de presentación muy variada, caracterizado por su bajo contenido en agua. Esto hace que su contenido calórico sea superior al del pan.

●Las galletas deben ser presentadas envasadas y etiquetadas con la lista de ingredientes. No se deben comprar a granel.

●Su contenido en grasas saturadas y azucares refinados hacen que sea un alimento insano que se puede introducir en nuestra alimentación de forma esporádica.

- **¿Qué son las pastas?**

Conocemos bajo este nombre a los fideos, espaguetis, macarrones y otras variedades, obtenidas por desecación de una masa, no fermentada, de harina de trigo.

Son alimentos sobre todo energéticos cuyos nutrientes (hidratos de carbono) no se pierden por acción del calor. Las formas de cocinado representan un aporte energético a tener en cuenta; por ejemplo, la adición de mantequillas, queso, nata o embutido.

DEBES RECORDAR

◆ Los cereales, en sus distintas presentaciones, deben constituir la base de una alimentación equilibrada.

◆ El pan no debe desplazar a otros alimentos.

◆ El consumo de pan integral es recomendable por su contenido en fibra.

◆ Cuanto más refinado sea un cereal (más blanco), menor será su contenido en minerales y vitaminas.

GRASAS Y ACEITES

Se incluyen en este grupo los alimentos que contienen, mayoritariamente, grasa o que han sufrido un tratamiento para separar su parte grasa del resto de los componentes.

Llamamos grasas a los alimentos de este grupo que son sólidos a temperatura ambiente, y aceites a los que son líquidos.

Entre los españoles, los alimentos de este grupo más consumidos son aceite de oliva, la mantequilla, la margarina y el tocino.

¿QUÉ APORTAN LAS GRASAS Y ACEITES A NUESTRA ALIMENTACIÓN?

Desde el punto de vista nutricional, su principal función es la de proporcionar energía al organismo.

Son alimentos que aportan vitaminas liposolubles (A, D, E, K) y ácidos grasos esenciales, todos ellos imprescindibles para el organismo.

Sin embargo, ante el abuso en la dieta de estos alimentos, debemos ser muy cautos en su consumo. El exceso de grasa en la comida puede ser perjudicial para el organismo, por lo que debemos controlar su consumo y elegir como fuente de grasa principal el aceite de oliva virgen extra.

Desde el punto de vista del sabor, las grasas y aceites hacen las comidas más gustosas, aumentando la palatabilidad de estas. Envuelven los alimentos facilitando la masticación (lubrificación) y son capaces de apagar la sensación de hambre (poder de saciedad).

TE INTERESA CONOCER

-No todas las grasas son iguales.

◆Las grasas de los alimentos tienen una distinta composición. De forma muy general podemos distinguir:

◆Los alimentos grasos de origen animal, como la mantequilla, la nata, la manteca y el tocino (también el aceite de coco), son ricos en ácidos grasos saturados, los cuales pueden ser perjudiciales para el corazón y las arterias si se abusa de ellos.

Los alimentos grasos de origen vegetal, como son los aceites de oliva y de otras semillas (girasol, maíz, etc.), son ricos en ácidos grasos monoinsaturados y polinsaturados, los cuales son muy recomendables en la dieta humana. Los pescados azules, por ser ricos en grasas con ácidos grasos polinsaturados, también deben estar presentes en nuestra dieta.

-La mantequilla no puede sustituir a la leche.

◆La mantequilla es un alimento graso que procede de la leche. No la puede sustituir, ya que sólo es la parte grasa obtenida de la leche después de ser batida. Es una buena fuente de vitaminas A y D.

◆Se enrancia con facilidad y debe guardarse en frigorífico.

- ¿Tiene menos calorías la margarina que la mantequilla?

◆Las margarinas son aceites hechos sólidos de forma artificial, por lo que tienen igual valor calórico que la mantequilla. Tienen añadidas vitaminas A y D. Pero las margarinas son una opción mucho más insana que la mantequilla ya que en el proceso utilizan la hidrogenación en su proceso de elaboración. Pueden estar hechas con grasas animales, vegetales o mixtas, aunque sólo aquellas que incluyan en su etiqueta la palabra «vegetal» lo son. Se enrancian con facilidad.

-Nuestra cocina se caracteriza por el uso del aceite de oliva.

◆El aceite de oliva se origina por el prensado del fruto del olivo y es una grasa compatible con nuestra salud; parece bajar los niveles de colesterol.

◆Los aceites consumidos en nuestro entorno son el de oliva y el de girasol.

Los aceites de oliva se clasifican en:

* *Aceite de oliva virgen:* extraídos de la aceituna por medios mecánicos y en frío.

* *Aceite de oliva refinado:* se obtiene por el refinado del aceite de oliva virgen o por otros procedimientos.

* *Aceite puro de oliva:* mezclas de aceites vírgenes y refinados.

* *Aceite de orujo de aceituna:* se obtiene del residuo de la aceituna molida y prensada, por medio de disolventes autorizados.

* *Aceite refinado de orujo de aceituna:* se obtiene por el refinado de los aceites de orujo.

DEBES RECORDAR

◆Todas las grasas y aceites aportan energía.

◆No compres aceites a granel. Compra sólo aceite envasado y con precinto de origen. Fíjate que en la etiqueta figure la clase de aceite, la fecha de consumo preferente y la empresa envasadora o número de registro sanitario.

◆De entre los aceites, el de oliva es el que mayor número de frituras resiste (3-4), siempre que no se deje humear.

◆Evita mezclar aceites de diversos orígenes para realizar frituras, ya que tienen distintos puntos de calentamiento.

◆Guarda las mantequillas y las margarinas en el frigorífico.

◆El frito es el procedimiento de cocción menos digerible y el que añade más calorías a la dieta.

ALIMENTACIÓN SALUDABLE

Para considerar una alimentación como saludable debe cumplir las siguientes condiciones: ser suficiente, completa, variada, equilibrada y segura.

Una alimentación es «suficiente» cuando con ella conseguimos obtener y cubrir las necesidades nutricionales mínimas para vivir; sin embargo, para desarrollar una vida totalmente normal necesitamos de muchos nutrientes, y cuando con la dieta se logra incluirlos todos, estamos consiguiendo una dieta suficiente y «completa».

Una dieta podría ser suficiente utilizando unos pocos alimentos, pero esto puede hacerla muy aburrida. Así pues, debemos procurar una alimentación «variada» que nos permita obtener los nutrientes de distintos alimentos y, con dicha variedad, colmar todos los gustos. Cuanto más variada sea la alimentación, más fácil será que cubramos, sobre todo, las necesidades de micronutrientes para no tener ningún déficit.

Una alimentación puede ser suficiente, completa y variada, pero aún no resultar saludable, ya que es indispensable que los nutrientes que ingerimos estén en unas proporciones apropiadas, manteniendo cierto equilibrio entre sí; por eso decimos que la dieta debe ser también «equilibrada».

Los alimentos que nos nutren pueden ser vehículo de infecciones, entre otras causas, a que están contaminados con gérmenes; por eso, al considerar una alimentación saludable debemos pensar también en la calidad higiénica de los alimentos y su correcta manipulación, para conseguir que la dieta sea además «segura».

LA «RUEDA DE LOS ALIMENTOS»

La elección de una dieta saludable debe ser un acto reflexivo, a la vez que práctico y sencillo, para que escape de las modas, de la publicidad y de otras influencias.

Una forma sencilla de obtener una alimentación suficiente, completa y variada es la utilización de la llamada «Rueda de los Alimentos», ideada por los doctores Vivanco y Palacios y divulgada por el Programa Español de Educación en Alimentación y Nutrición.

Dentro de ella, los alimentos quedan repartidos en siete grupos.

Grupo 1: conformado por la leche, el queso y el yogur. Son la mejor fuente de calcio que la Naturaleza nos ofrece y su contenido en proteínas es muy alto.

Grupo 2: integrado por las carnes, huevos y pescados. Son alimentos ricos en proteínas, hierro y vitaminas del complejo B y A.

Grupo 3: en el cual encontramos las patatas, las legumbres (lentejas, garbanzos, judías, habas secas, guisantes...) y los frutos secos. La patata es un alimento rico en hidrato de carbono, las legumbres son alimentos ricos en hidratos de carbono y proteína y los frutos secos son una magnífica fuente de grasas saludables.

Grupo 4: constituido por las verduras (brotes y hojas) y por las hortalizas (plantas comestibles de la huerta). Tienen un gran contenido en vitaminas C y A.

Grupo 5: está compuesta por las frutas. Son ricos en azúcares y vitaminas C y A, así como en sales minerales.

Grupo 6: formado por los cereales (trigo, arroz...), el azúcar, la miel y los dulces o pastas en general. Son ricos en hidratos de carbono. Los cereales completos e integrales también aportan vitaminas del complejo B.

Grupo 7: se reúnen en este grupo el aceite, la mantequilla, las margarinas y el tocino, ricos, algunos de ellos, en vitaminas liposolubles y, otros, en ácidos grasos esenciales.

¿Para qué sirve la «Rueda de los Alimentos»>?

La utilización de la «Rueda de los Alimentos» es bien sencilla. Es suficiente con elegir uno o dos de los alimentos de cada uno de los grupos y distribuirlos a lo largo de las diferentes comidas del día para conseguir una dieta completa y variada.

LA «PIRÁMIDE DE LA ALIMENTACIÓN»

Actualmente se ha intentado destacar el concepto de dieta equilibrada a través de otras formas gráficas, como la «Pirámide de la Alimentación».

En ella se han colocado los alimentos o grupos de alimentos en distintos escalones o pisos, según se presencia en la alimentación diaria. En la base de la misma están aquellos alimentos que deben suponer el soporte de la dieta; conforme subimos distintos escalones, encontramos los alimentos con una menor presencia diaria, bien en cantidad o en número de raciones.

En el escalón inferior, es decir, el que constituye la base de la alimentación, encontramos los alimentos ricos en hidratos de carbono, que son los que proceden de los cereales (arroz, trigo, maíz...) (grupo 6 de la rueda), las legumbres (alubias, lentejas, garbanzos), las patatas y los frutos secos (grupo 3).

En el escalón inmediatamente superior, encontramos, sobre fondo verde, aquellos alimentos que nos proveen de nutrientes reguladores (grupos 4 y 5 de la rueda), nos referimos a las frutas y verduras.

El tercer escalón lo constituyen aquellos alimentos que son, sobre todo, plásticos (grupo 1 y 2 de la rueda), que son necesarios en menor cantidad. En ellos distinguimos los lácteos, los pescados, las carnes y los huevos.

En el último escalón, el de arriba, se representan las grasas, de las cuales hemos de moderar su utilización. En nuestra cultura, la generosa utilización del aceite de oliva ha impregnado tanto nuestra gastronomía como nuestra salud.

No obstante, más allá de los eslabones de la pirámide, tenemos varias recomendaciones en forma de círculos externos a la pirámide.

Los círculos externos nos informan sobre algunos consejos básicos:

* La práctica de ejercicio físico adecuado;

* La moderación en el consumo de bebidas alcohólicas.

* El consumo de dulces de forma ocasional;

* Cocinar con poca sal y evitar añadir mucha sal en las comidas.

* Moderar el consumo de café y de refrescos.

¿Cómo utilizar la «Pirámide de la Alimentación»?

Para la realización de una alimentación equilibrada se recomienda:

* Tomar entre 4 y 6 raciones de los alimentos que se sitúan en su base, intentando la máxima variedad. A lo largo de la semana se podrían consumir dos platos de arroz, dos de pastas y dos de legumbres. De forma diaria pan y patatas, e incluir ocasionalmente frutos secos y galletas.

* Del segundo escalón se aconseja el consumo diario de, al menos, dos raciones de frutas y dos de verduras. Se procurará que diariamente una de las frutas sea rica en vitamina C (fresas, naranjas, mandarinas, kiwis...) y que, al menos, una de las raciones de verduras sea en forma de ensalada.

* En cuanto a los lácteos, situados en el tercer escalón, se deben consumir de forma diaria de dos a tres raciones.

* En cuanto a pescado, carne y huevos, en conjunto, el consumo debería ser considerado de forma semanal, no aconsejándose sobrepasar las dos raciones al día. Se intentará que predomine el pescado sobre las carnes (pollo, pavo, conejo, cerdo...), y la presencia de huevos será de tres a cuatro unidades a la semana. Las carnes rojas se consumirán de forma ocasional.

* El consumo de grasas ha de ser moderado, sobre todo en aquellas de origen animal (mantecas, mantequilla y tocino). Se recomienda el consumo diario de aceite de oliva, de semillas (girasol, soja,

maíz...) o de ambos alternativamente. Nunca es recomendable mezclar aceites.

LA COMPRA DE LOS ALIMENTOS

La compra tiene por objeto conseguir para el hogar/familia una alimentación suficiente, variada y equilibrada a partir de alimentos al mejor precio posible. Desde el punto de vista nutricional, la compra de los alimentos es el punto de partida de una alimentación racional.

Debido a los cambios ocurridos en nuestra sociedad (incorporación de la mujer al trabajo, comidas en comedores colectivos, grandes áreas comerciales...) los hábitos de compra están variando y con ello la pauta en la alimentación familiar.

¿QUÉ FACTORES DEBEN TENERSE PRESENTES A LA HORA DE LA COMPRA DE LOS ALIMENTOS?

1. Debemos tener en cuenta que, entre los alimentos que compremos y los existentes en el hogar, deben encontrarse representados todos los grupos los alimentos en cantidades suficientes para cubrir las necesidades de todos los miembros de la familia.

2. La compra de los alimentos está condicionada por el presupuesto familiar; pero debemos recordar que una alimentación saludable no tiene por qué ser una alimentación cara («no come mejor quien come más caro»). No nos dejemos arrastrar por la publicidad o la oferta de alimentos innecesarios.

3. Debemos tener en cuenta tanto las cantidades que necesitamos, como la capacidad de almacenamiento de que disponemos para cada producto. Se deben adquirir los alimentos conforme el ritmo de consumo.

4. En cada época del año debemos buscar la alternativa más fresca y económica.

5. La compra de los alimentos también estará condicionada por los gustos familiares, el tiempo que se puede dedicar a la preparación de las comidas y los medios culinarios disponibles.

Teniendo en cuenta todo lo anterior, nos debemos plantear, antes de salir de casa, las siguientes preguntas:

¿Qué tengo que comprar?

Piensa en el menú de la semana y confecciona una lista de todo aquello que necesites, agrupando los alimentos tal y como los encontrarás en los lugares de compra: carnes, verduras, congelados... De esta forma podrás diseñar el orden de compra; por ejemplo, los alimentos congelados los dejarás para el último momento.

La adquisición o no de los «<alimentos en oferta» estará en función de la lista de compra, las características del producto ofertado y de la capacidad de almacenamiento disponible.

¿Qué cantidad necesito?

La cantidad de compra estará en función del número de componentes de la familia, de la edad, de la frecuencia de compra y del espacio disponible para su conservación adecuada.

¿Dónde lo compraré?

A la hora de elegir el punto de compra debes tener en cuenta los siguientes factores:

◆Local limpio: compra en aquellos establecimientos cuyas condiciones higiénico-sanitarias te merezcan las máximas garantías.

◆Manipulación correcta de los alimentos tanto por parte del vendedor como de los usuarios; por ejemplo, son más recomendables aquellos locales donde no se deja tocar el género, donde no se usan envoltorios ya utilizados, donde se atiende con ropas adecuadas, pelo recogido, etc.

◆Productos sanos y seguros: compra en los locales donde se ofrezcan alimentos frescos, limpios, en buen estado y con una adecuada forma de presentación; por ejemplo, pescado fresco sobre superficie inclinada y sobre hielo.

◆Ante varios locales que reúnan estas condiciones, elige el que se adapte mejor a tu economía.

ETIQUETADO DE LOS ALIMENTOS

Se entiende por etiqueta la leyenda que se adhiere, imprime, litografía o graba en un producto, envase o envoltura. Toda la información, propaganda, rotulación y etiquetado de los alimentos y bebidas deben ser redactados de forma que no deje lugar a duda respecto a su verdadera naturaleza, composición, calidad, origen, cantidad, tratamiento general al que ha sido sometido el alimento y otras propiedades esenciales de los mismos; también debe permitir distinguir los derivados sucedáneos de los alimentos genuinos.

El producto alimenticio envasado será la unidad de venta, de tal forma que no se pueda alterar su contenido sin abrir o modificar dicho envase.

La etiqueta no deberá inducir a error, ni debe atribuir al alimento propiedades preventivas, terapéuticas o curativas de enfermedades.

En todos los casos, las etiquetas deberán estar situadas en un lugar destacado y ser visibles, serán claramente legibles y además fácilmente comprensibles para el consumidor. No deberán estar disimuladas, tapadas o separadas de ninguna forma por otras indicaciones o imágenes y no deben borrarse o alterarse.

¿QUÉ ES OBLIGATORIO?

En el etiquetado de los alimentos deben aparecer una serie de elementos obligatorios que podemos dividir en tres apartados dependiendo del tipo de información que aportan:

- Información sobre la identidad y la composición del alimento: es la denominación del producto y la lista de ingredientes.

- Información sobre la protección de la salud de los consumidores y el uso seguro de un alimento:

◆Propiedades relacionadas con la composición que puedan ser perjudiciales para la salud de determinados consumidores. Por ejemplo, la presencia de alérgenos (sustancias o productos que causan alergias o intolerancias), como gluten, crustáceos, huevo, pescado, cacahuetes, soja, leche, frutos de cáscara, apio, mostaza, sésamo, sulfitos, altramuces o moluscos.

◆Duración, almacenamiento y uso seguro: la fecha de caducidad, modo de conservación y de empleo.

◆Efectos sobre la salud, incluidos los riesgos y las consecuencias relativas al consumo perjudicial y peligroso de un alimento. Por ejemplo, el aviso que debe aparecer en los alimentos con más de un 10% de polialcoholes: "Un consumo excesivo puede producir efectos laxantes".

- Información sobre características nutricionales: es la información alimentaria obligatoria, que debe verse claramente.

¿QUÉ INFORMACIÓN NOS SUMINISTRA EL ETIQUETADO DE LOS ALIMENTOS?

1. Nombre del producto: se refiere al contenido del envase. Irá acompañado de una indicación del estado físico en que se encuentra el producto alimenticio (polvo, deshidratado...) o el tratamiento específico a que ha sido sometido (frito, ahumado, congelado...), que evite confusiones al comprador.

2. Lista de ingredientes y aditivos: se mencionarán todos los ingredientes que componen el producto, ordenados por sus pesos de mayor a menor, incluidos los aditivos.

3. Peso, volumen o número de unidades: para los alimentos sólidos se utilizarán las unidades de peso (kilogramos o gramos), describiendo el peso neto (total del contenido) y el peso escurrido (peso sin líquido) cuando se presenten con líquido de cobertura.

Para los alimentos líquidos se expresará en unidades de volumen (litro, centilitro o mililitro). En algunos casos se hará constar el número de unidades o porciones que contiene la unidad de venta.

4. Instrucciones para la conservación: se indicarán las condiciones especiales de conservación y utilización, para que se puedan respetar las fechas aconsejadas o límites para su consumo.

5. Modo de empleo: son las instrucciones para el uso adecuado del producto alimenticio; deben constar siempre y cuando su omisión pueda llevar a una incorrecta utilización.

6. Nombre y dirección de la empresa: se hará constar el nombre, la razón social o denominación del fabricante, envasador o de un vendedor establecido en la Comunidad Europea y, en todos los casos, su domicilio. También se hará constar el número de registro sanitario, que significa un control de la empresa por las autoridades sanitarias.

7. Lote de fabricación: son letras o números con las que se identifica a un conjunto de unidades de venta, producido, fabricado o envasado en circunstancias prácticamente idénticas.

8. Fecha aconsejada de consumo: viene indicada bajo el título <<Consumir preferentemente antes de ...». El consumo de un artículo una vez transcurrida la fecha señalada no es necesariamente nocivo, pero el producto puede haber perdido sus cualidades óptimas.

9. Fecha límite de consumo: viene indicada por la «Fecha de Caducidad ...». Transcurrida esta fecha no debe consumirse el producto bajo ningún concepto; puede ser peligroso para la salud.

ETIQUETADO DE INFORMACIÓN NUTRICIONAL

En algunos productos alimenticios se pueden leer indicaciones complementarias, como son informaciones sobre el valor nutricional, el origen geográfico o si se trata de un producto biológico.

Por lo que se refiere a las características nutricionales, el etiquetado debe ser fácilmente comprensible para el consumidor y considerar:

* El valor energético expresado en calorías o julios (1 caloría = 4,18 julios). (proteínas, glúcidos y lípidos).

* Los macronutrientes

* Contenido en sal.

* Las vitaminas y sales minerales, cuando estén presentes en cantidades superiores al 15% de las cantidades diarias recomendadas, por 100 mililitros o gramos del alimento.

Hemos de tener en cuenta que esta información se hace con respecto a 100 gramos del alimento, y que no siempre esto concuerda con la ración que nos comemos. Por ejemplo, si observamos la información nutricional de algunos cereales para el desayuno, debemos pensar que la cantidad que se consume de forma habitual es mucho menor a los 100 gramos; por contra, si atendemos a la información nutricional sobre la leche, debemos recordar que la ración habitual supera los 100 mililitros (un vaso normal corresponde a 200 mililitros de leche).

DEBES RECORDAR

◆Lee las etiquetas de aquellos alimentos que vayas a comprar. En un buen etiquetado puedes conocer mucho sobre un producto alimenticio.

◆Compra los alimentos con fechas de caducidad y de consumo preferente alejadas al día de la adquisición.

◆Cuando se ha cumplido la «fecha de caducidad», un alimento deja de ser seguro para nuestra salud, por lo tanto, no lo consumas.

◆Cuando se cumple la fecha de consumo preferente, el alimento puede alterarse en color, olor, sabor y textura; pero su consumo no implica riesgo para la salud.

LA MANIPULACIÓN DE LOS ALIMENTOS EN EL HOGAR

El manejo de los alimentos, desde su origen hasta su consumo, puede influir en la salud de la población. Muchos aparatos, personas y procesos intervienen en los alimentos para lograr que lleguen a los puntos de venta, y en definitiva al consumidor, en perfectas condiciones higiénico-sanitarias. A partir de ahí, será el propio consumidor el que, desde su almacenamiento, conservación y manipulación, se encargue de que los alimentos no supongan ningún peligro para la salud.

Los alimentos crudos normales contienen gérmenes, con muchos de los cuales nuestro organismo está acostumbrado a convivir, bien porque no son peligrosos, bien porque no alcanzan una concentración que pueda hacerlos nocivos. Los gérmenes, bacterias o microorganismos que pueden causar enfermedades o infecciones son llamados gérmenes patógenos. Existen gérmenes pueden producir toxinas, sustancias que dan origen a intoxicaciones o «<envenenamientos». Además,

existen toxinas presentes en la naturaleza que pueden resultar hasta mortales, como es el caso de las contenidas en las setas venenosas.

Se conoce como toxiinfección alimentaria a los trastornos de la salud, que tienen lugar como consecuencia de la toma de alimentos contaminados, que cursan como infección y/o intoxicación.

¿Dónde viven los gérmenes?

En todos los sitios, en el aire, en el agua, en la tierra, en los animales, en las personas, en los utensilios y aparatos de cocina y también en los alimentos, contaminándolos.

Unos necesitan oxígeno para vivir y se desarrollan en contacto con el aire. Otros, que no necesitan el oxígeno, pueden desarrollarse en alimentos como las conservas.

¿Qué condiciones necesitan los gérmenes para desarrollarse?

Los gérmenes son seres vivos que nacen, crecen, se reproducen y mueren. Para ello necesitan una determinada humedad y temperatura adecuada. Al reunirse estas condiciones en los alimentos, los gérmenes se reproducen fácilmente (un germen en 12 horas puede dar lugar a 15 millones).

Con la ebullición a 100 grados se destruyen la mayoría de los gérmenes; sin embargo, la congelación no los mata, sino que los mantiene aletargados, manteniendo su capacidad de multiplicarse al descongelar el alimento.

¿Cómo se pueden contaminar los alimentos?

Un alimento puede contaminarse:

* Por ponerse en contacto con otro alimento contaminado (contaminación cruzada); este tipo de contaminación se da al poner en contacto alimentos crudos, alimentos cocinados y crudos (amontonar alimentos en el frigorífico) y a través de los utensilios de cocina (cortar el pollo y con el mismo cuchillo, sin

limpiar, cortar el pan o utilizar la misma tabla para carnes crudas y vegetales).

* Por las personas. En caso de enfermedad, las personas podemos contaminar los alimentos por la tos, saliva y mala higiene de las manos. En algunos casos, personas sanas (portadores sanos) pueden transmitir gérmenes que producen toxiinfecciones.

* Por insectos (moscas, cucarachas), roedores (ratas) y animales domésticos (perros, gatos y pájaros).

* Por agua contaminada y otros. Se producen muchos casos de contaminación cuando se lavan alimentos con aguas contaminadas.

¿Podemos saber cuándo un alimento está contaminado?

No. El aspecto de los alimentos no siempre varía por el hecho de que estén contaminados y puedan ser origen de toxiinfecciones. Una tarta o una ensaladilla rusa pueden presentar un magnífico aspecto y sabor, y tener gran cantidad de gérmenes nocivos e incluso toxinas que atentarán contra nuestra salud. De hecho, cuando los agentes patógenos son más nocivos, suelen ser más indetectables.

¿Cuáles son los gérmenes que más frecuentemente causan toxiinfecciones alimentarias?

Los más importantes son la Salmonella y el Estafilococo aureus (capaz además de producir una toxina), que se desarrollan de forma ideal en los alimentos que contienen huevo, carnes de pollo y picada; el Clostridio Botulínico se desarrolla en lugares cerrados sin oxígeno, como las conservas. El consumo de alimentos contaminados por él y sus toxinas pueden causar la muerte, causando botulismo.

La toxina botulínica también se encuentra en el ``botox´´.

¿Qué son alimentos de alto riesgo?

Aquellos en los cuales la contaminación se da con más frecuencia e importancia. como los preparados con huevo crudo, carne picada, aves de corral, pescado y salsas.

DEBES RECORDAR

◆ La incorrecta manipulación de los alimentos puede ser el origen de la contaminación de estos.

◆ Cuida la limpieza de manos, uñas, ropas y utensilios de cocina.

◆ No mezcles los alimentos crudos con los cocinados.

◆ Los alimentos contaminados no siempre cambian de aspecto, sabor u olor.

◆ Desecha las conservas que se presenten abombadas, que al abrirlas desprendan gas o cuya consistencia, sabor, olor y color sean diferentes a las propias.

◆La congelación no mata los gérmenes de los alimentos, sólo los aletarga.

CONSERVACIÓN DE LOS ALIMENTOS POR EL FRÍO

Las necesidades de la sociedad en que vivimos hacen imprescindible que, entre los conocimientos y habilidades de los consumidores, se encuentren los del manejo del frío para la conservación de los alimentos.

En el hogar, la conservación de los alimentos por el frío se hace mediante la refrigeración y la congelación.

Se entiende por refrigeración el proceso al que se someten los alimentos para mantenerlos, ininterrumpidamente, a unas temperaturas comprendidas entre 7 grados centígrados sobre cero y 1 grado bajo cero.

La congelación es el proceso al que se someten los alimentos, con el fin de conservarlos durante mayor tiempo a temperaturas por debajo de 0 grados centígrados. Para congelar un alimento, se debe conseguir de forma rápida los 18 grados bajo cero.

Los electrodomésticos preparados a tal fin son las neveras o frigoríficos y los congeladores. La distribución del frío en los frigoríficos no es uniforme, quedando condicionada por la situación del congelador. Las temperaturas más frías o bajas se darán en las zonas más próximas al mismo, dependiendo de ello la colocación de los alimentos.

Los congeladores son contenedores herméticos cuyo fin es la conservación de alimentos congelados, dependiendo de la potencia de estos (4 estrellas); pueden servir también para congelar alimentos en el hogar.

TE INTERESA CONOCER

Que la nevera puede ser un lugar de contaminación de los alimentos.

◆No coloques juntos alimentos cocinados y crudos.

◆Las carnes y pescados crudos se colocarán en recipientes cerrados, para evitar contaminaciones cruzadas y la transmisión de colores a otros alimentos.

◆La disposición de los alimentos en el refrigerador debe ser tal que permita la libre circulación de aire entre ellos. No amontones los alimentos.

¿Qué nos indica el número de estrellas de un congelador?

◆El significado de las estrellas es la temperatura (frío) que mantiene en su interior el aparato cuando funciona en condiciones óptimas, que se consigue, entre otras, con un adecuado llenado, mantenimiento de la puerta cerrada y evitando la presencia de escarcha.

CONGELADOR: hasta -4 °C, -6 °C hasta -12 °C hasta -18 °C hasta -30 °C

◆Los aparatos de una estrella pueden mantener alimentos congelados durante algunas horas. En los de dos estrellas, este período de tiempo puede alcanzar los tres días. Si son de tres estrellas, los productos congelados se pueden mantener durante meses. Cuando se distinguen con cuatro estrellas, los congeladores, además de conservar, pueden utilizarse para congelar alimentos en el hogar.

¿Cómo se deben congelar los alimentos en el hogar?

◆Sólo se pueden congelar alimentos en el hogar cuando se disponga de frigoríficos de cuatro estrellas.

◆Antes de colocar los alimentos, debemos poner el aparato a la máxima potencia de frío, de dos a cuatro horas.

◆Los alimentos para congelar deben ser de buena calidad, ya que la congelación no la mejora ni la disimula.

◆Los alimentos han de congelarse tal como se vayan a cocinar, sin piel, sin desperdicios ni huesos y una vez hayan alcanzado la temperatura ambiente.

◆Empaqueta los alimentos según las raciones que el ritmo de consumo del hogar te demande. Haz paquetes aplastados y planos para que la congelación sea más rápida y su almacenamiento más fácil. No olvides poner la fecha de congelación.

◆Mantén la temperatura del aparato al máximo unas 24 horas después de introducir los alimentos; transcurrido este tiempo, coloca el regulador a 18 grados bajo cero, para el mantenimiento de los congelados.

La compra de alimentos congelados.

◆En los lugares de venta de alimentos congelados, nos encontramos con contenedores específicos para éstos; son las vitrinas expositoras y los arcones que no tienen tapa. En ellos es imprescindible la presencia de un termómetro visible que indique la temperatura de su interior.

◆En los arcones existe además una raya roja que indica hasta dónde se alcanza la temperatura de congelación. Los alimentos que contienen nunca deberán sobrepasar esta línea de seguridad.

◆Los congelados deben estar rígidos y sus componentes sueltos dentro de la bolsa, que deberá ser hermética y no tener roturas. La presencia de escarcha indica una mala conservación o que en algún momento la temperatura lo ha descongelado parcialmente (se ha roto «<la cadena del frío»).

◆Deja la adquisición de congelados para el final de la compra. Utiliza, si es posible, bolsas adecuadas y procura que el traslado al congelador del hogar sea lo más rápido posible.

¿Cómo debemos descongelar los alimentos para su consumo?

◆La descongelación ideal se hará lentamente, pasando los alimentos del congelador al refrigerador el día anterior a su consumo.

◆Las porciones pequeñas de carnes y pescados, es decir, de poco grosor, y las verduras se pueden cocinar directamente.

◆Atendiendo las características del aparato se pueden descongelar los alimentos por medio del microondas.

◆Nunca se deben descongelar los alimentos sobre superficies calientes (radiadores, estufas, etc.), ni introduciéndolos en agua. Se pierde en sabor, textura y valor nutritivo.

DEBES RECORDAR

◆El frío mantiene las cualidades originales de los alimentos inalterables. Un alimento congelado es nutricionalmente comparable al alimento fresco.

◆Cada alimento tiene un lugar adecuado en la nevera. No amontones los alimentos.

◆No todos los congeladores permiten la congelación de alimentos en el hogar (sólo los de 4 estrellas).

◆Observa en la compra de congelados que las bolsas sean herméticas y que no presenten escarcha.

◆Los alimentos una vez descongelados se deben consumir de inmediato. Nunca se deben volver a congelar.

ADITIVOS

Los aditivos alimentarios se vienen utilizando desde tiempos muy remotos. Los egipcios ya empleaban colorantes de origen natural; los romanos el salitre, las especias y los colorantes vegetales. En la actualidad, muchos de los alimentos que comemos son procesados, esto es, modificados o transformados para su consumo con el fin de hacer posible su disponibilidad durante todo el año, en lugares distintos, y con una adecuada garantía sanitaria. Gran parte de los productos alimenticios que consumimos hoy en día no podrían existir sin el empleo de los aditivos.

¿QUÉ SON LOS ADITIVOS ALIMENTARIOS?

Son «aquellas sustancias que se añaden intencionadamente a los alimentos y bebidas sin propósito de cambiar su valor nutritivo, a fin de modificar sus caracteres, técnicas elaboración o conservación o para mejorar su adaptación al uso a que son destinados»>.

En otras palabras, los aditivos van a servir para:

• Mejorar la conservación de los alimentos, es decir, preservar sus propiedades iniciales evitando que se deterioren.

• Mantener su valor nutritivo, evitando la pérdida de sustancias nutritivas.

• Asegurar la textura o la consistencia de los alimentos y mejorar sus cualidades de sabor, color, olor...

¿CÓMO SE AUTORIZA EL USO DE LOS ADITIVOS?

Los aditivos alimentarios son productos (naturales o sintéticos) controlados de forma estricta, no sólo por las autoridades sanitarias españolas, sino también por las autoridades de la Comunidad Europea (CE) y otras instituciones, como la Organización Mundial de la Salud (OMS) y la Organización para la Alimentación y Agricultura (FAO).

Antes de autorizar cualquier aditivo, éste es sometido a pruebas rigurosas para verificar que no dañan la salud de las personas. Estos ensayos se realizan con animales; una vez se ha demostrado la carencia de efectos secundarios en éstos, se establece la cantidad admisible para el consumo humano, y comités científicos confeccionan una lista de aditivos autorizados para su uso en la Comunidad Europea.

En España la aprobación de un aditivo, para su empleo en productos alimentarios y las condiciones de uso, corresponde al Ministerio de Sanidad y Consumo, quedando reflejados aquellos que pueden ser utilizados en una lista, llamada <<lista positiva» de aditivos. Los que no figuran en ella, no podrán ser utilizados para fines alimentarios.

¿CÓMO IDENTIFICAR LOS ADITIVOS?

En las etiquetas de los productos alimentarios la lista de los ingredientes estará dispuesta en orden decreciente de sus pesos. En esta lista deberán incluirse los aditivos, con indicación de los grupos funcionales a los que pertenecen (por ejemplo, acidulantes, conservadores, colorantes, etc.), seguido de su nombre específico o de la clave de identificación asignado por el Ministerio de Sanidad y Consumo (Dirección General de Salud Alimentaria y Protección de los Consumidores).

Los aditivos vienen nombrados por números y letras que atienden a las siguientes reglas:

• *Número sin letra:* son aquellos aditivos que están a la espera de la asignación definitiva de un código en la lista de la Comunidad Europea.

• *«E» y un número:* identificación definitiva asignada por la Comunidad Europea. En cuanto al número, la primera cifra nos indica la función que realiza el aditivo:

-1: colorantes: mantienen o refuerzan el color original del alimento; por ejemplo, sin ellos la mermelada de fresa sería de color marrón.

-2: conservantes: impiden la alteración del alimento, sin ellos las conservas serían menos estables.

-3: antioxidantes: impiden la oxidación de los alimentos.

-4: estabilizantes (estabilizadores, espesantes y gelificantes): mantienen la consistencia de los alimentos.

-5: acidulantes y correctores de la acidez.

-6: antiaglomerantes: mejoran la consistencia del alimento.

-7: potenciadores del sabor: refuerzan la intensidad del sabor.

-8: antiespumantes: evitan el exceso de espuma.

-9: edulcorantes artificiales: como la sacarina.

-10: almidones modificados: se utilizan para espesar, mantener las propiedades organolépticas del producto y evitar que el alimento se seque.

-11: gasificantes: producen gas.

-12: productos cuya función no se especifica.

Por ejemplo: E-278, sería un conservante; E-180, sería un colorante.

• *«H» y un número:* identificación asignada por la Administración Española en espera de asignación definitiva por la Comunidad Europea.

DEBES RECORDAR

◆Lee los etiquetados de los productos que compras e identifica los aditivos que contiene un producto.

◆Cuanto más elaborado sea un producto, mayor será la posible presencia de aditivos. Piensa, al comprar un alimento, quién lo va a consumir.

◆Los colorantes (E-1..) no mejoran las propiedades nutritivas de los alimentos, ni su conservación, ni su sabor, tan sólo hacen los alimentos más atractivos a la vista.

◆Los potenciadores de sabor (E-7..) intensifican los mismos, pero no aportan ninguna otra ventaja.

◆Existen reclamos engañosos: «¡Sin conservantes, ni colorantes!»; ello no significa que esos alimentos no lleven ninguna clase de aditivos, puesto que existen también otros como los estabilizantes, antioxidantes, etc.

◆El uso de aditivos puede ser necesario e interesante en algunos alimentos.

ALIMENTOS «LIGHT»

En 1990, la Comisión Internacional para la Ordenación Alimentaria tomó el acuerdo de que la denominación de alimento ligero, aligerado, «<light» o similar se admitiera exclusivamente en aquellos productos alimenticios de consumo corriente, comercializados en el mercado nacional, que reunieran las siguientes condiciones:

• No ser alimentos destinados a alimentaciones especiales.

• Haber reducido, como mínimo, en un 30% el valor energético con respecto al producto de referencia, no afectando a la naturaleza del producto.

Necesariamente, en la etiqueta deben llevar el lema «aligerado en...» y el porcentaje de la reducción de forma perfectamente legible, constando en la misma el valor energético del producto original y el valor del producto aligerado expresado para 100 gramos o 100 mililitros.

Los platos preparados de ración única podrán llevar el calificativo de «<ligero», siempre y cuando aporten menos de 300 calorías por ración y en el envase figure un etiquetado nutricional (valor energético, proteínas, hidratos de carbono, grasas), expresado por ración y por 100 gramos.

En ningún caso, estas etiquetas deben inducir a error o engaño al consumidor sobre sus características reales.

Se ha regulado también la publicidad y los reclamos de venta, para que no aparezca en la etiqueta ninguna indicación que les pudiera atribuir acciones adelgazantes o de régimen, por el hecho de que su aporte calórico sea menor.

¿Los alimentos desnatados son alimentos «light»?

El término «<light» debe indicar una reducción del valor calórico total, al menos en una tercera parte, independientemente de que se quite o no la fracción grasa; por ejemplo, un yogur desnatado no es

necesariamente un yogur <<light»>, porque a pesar de quitarle la grasa se le puede haber añadido más cantidad de hidratos de carbono o proteínas y, por lo tanto, no disminuir en un 30% su valor calórico.

DEBES RECORDAR

◆Que un alimento lleve la etiqueta light no quiere decir que sea saludable.

CONCLUSIÓN

El objetivo de este libro es enseñar conceptos interesantes y útiles relacionados con la nutrición y la alimentación. Estos conceptos han sido tratados de la forma más sencilla posible para conseguir su entendimiento por parte de los lectores del libro.

Muchas gracias, atentamente, David Santamaria Pérez.